RICETTARIO P  E

LA DIETA ANTIDIABE

SALUTARI PER CON

CHERYL SHEA

ALBA MARINA

CW00455370

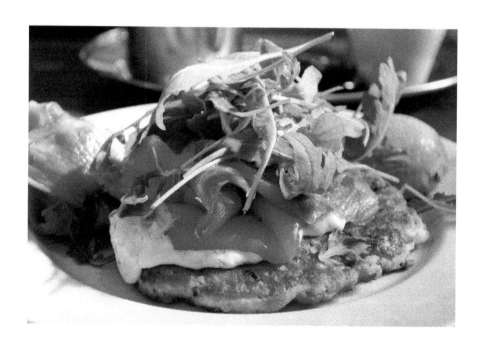

© Copyright 2021 by Cheryl Shea - Tutti i diritti riservati.

Il seguente Libro è riprodotto di seguito con l'obiettivo di fornire informazioni che siano il più accurate e affidabili possibile. Indipendentemente da ciò, l'acquisto di questo libro può essere visto come un consenso al fatto che sia l'editore che l'autore di questo libro non sono in alcun modo esperti sugli argomenti discussi all'interno e che qualsiasi raccomandazione o suggerimento che viene fatto qui è solo per scopi di intrattenimento. I professionisti dovrebbero essere consultati, se necessario, prima di intraprendere qualsiasi azione qui sostenuta.

Inoltre, la trasmissione, la duplicazione o la riproduzione di una qualsiasi delle seguenti opere, comprese le informazioni specifiche, sarà considerata un atto illegale, indipendentemente dal fatto che sia fatto elettronicamente o a stampa. Ciò si estende alla creazione di una copia secondaria o terziaria dell'opera o di una copia registrata ed è consentito solo con l'espresso consenso scritto dell'Editore. Tutti i diritti aggiuntivi sono riservati.

Le informazioni contenute nelle pagine seguenti sono ampiamente considerate un resoconto veritiero e accurato dei fatti e come tali, qualsiasi disattenzione, uso o abuso delle informazioni in questione da parte del lettore renderà qualsiasi azione risultante esclusivamente di sua competenza. Non ci sono scenari in cui l'editore o l'autore originale di quest'opera possano essere in alcun modo ritenuti responsabili per qualsiasi difficoltà o danno che possa accadere loro dopo aver intrapreso le informazioni qui descritte.

Inoltre, le informazioni contenute nelle pagine seguenti sono intese solo a scopo informativo e devono quindi essere considerate come universali. Come si addice alla sua natura, sono presentate senza assicurazione riguardo alla loro validità prolungata o qualità provvisoria. I marchi di fabbrica che sono menzionati sono fatti senza consenso scritto e non possono in alcun modo essere considerati un'approvazione da parte del titolare del marchio.

Stroganoff di pollo ai funghi

Tempo di preparazione: 5 minuti

Tempo di cottura: 25 minuti

Porzioni: 6

Ingredienti:

- 240 ml di panna acida senza grassi

- 2 cucchiai di farina

- 1 cucchiaio di salsa Worcestershire

- ½ cucchiaino di timo secco

- 1 dado di pollo, schiacciato

- Sale e pepe

- ½ tazza di acqua

- 1 cipolla gialla media

- 230 gr di funghi affettati

- 1 cucchiaio di olio d'oliva

- 2 spicchi d'aglio tritati

- 345 gr di petto di pollo

- 160 gr di tagliatelle integrali, cotte

Direzione:

1. Sbattere insieme 2/3 di tazza di panna acida con la farina, la salsa Worcestershire, il timo e il brodo schiacciato in una ciotola media.

2. Condire con sale e pepe, poi mescolare lentamente l'acqua fino a quando non è ben combinata.

3. Cuocere l'olio in una grande padella a fuoco medio-alto.

4. Soffriggere le cipolle e i funghi per 3 minuti.

5. Cuocere l'aglio per altri 2 minuti poi aggiungere il pollo.

6. Versare la miscela di panna acida e cuocere fino a quando è densa e spumeggiante.

7. Ridurre il calore e cuocere a fuoco lento per 2 minuti.

8. Distribuire il composto di pollo e funghi sulle tagliatelle cotte e guarnire con la restante panna acida per servire.

Nutrizione:

295 calorie

29.6g Carboidrati

2.9g di fibra

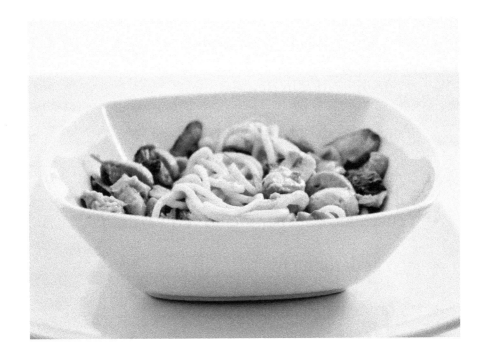

Spiedini di tonno alla griglia

Tempo di preparazione: 20 minuti

Tempo di cottura: 10 minuti

Porzioni: 4

Ingredienti:

- 2 ½ cucchiai di aceto di riso

- 2 cucchiai di zenzero fresco grattugiato

- 2 cucchiai di olio di sesamo

- 2 cucchiai di salsa di soia

- 2 cucchiai di coriandolo fresco tritato

- 1 cucchiaio di peperoncino verde tritato

- 660 gr di tonno fresco

- 1 grande peperone rosso

- 1 cipolla rossa grande

Indicazioni:

1. Frullate insieme l'aceto di riso, lo zenzero, l'olio di sesamo, la salsa di soia, il coriandolo e il peperoncino in una ciotola media - aggiungete

qualche goccia di estratto liquido di stevia per addolcire.

2. Aggiungere il tonno e raffreddare per 20 minuti, coperto.

3. Nel frattempo, ungere una padella per la griglia con olio e immergere gli spiedini di legno in acqua.

4. Infilare i cubetti di tonno sugli spiedini con il peperone rosso e la cipolla.

5. Grigliare per 4 minuti per lato e servire caldo.

Nutrizione:

240 calorie

8,5 g di carboidrati

1.7g di fibra

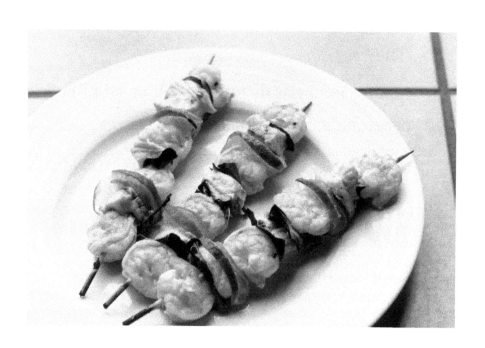

Lombo di maiale in ghisa

Tempo di preparazione: 10 minuti

Tempo di cottura: 20 minuti

Porzioni: 6

Ingredienti:

- 660 gr di lombo di maiale disossato

- Sale e pepe

- 2 cucchiai di olio d'oliva

- 2 cucchiai di miscela di erbe secche

Direzione:

1. Riscaldare il forno a 220°.

2. Tagliare il grasso in eccesso dal maiale e condire.

3. Scaldare l'olio in una grande padella di ghisa a fuoco medio.

4. Aggiungere la carne di maiale e cuocere per 2 minuti su ogni lato.

5. Cospargere le erbe sulla carne di maiale e trasferire nel forno.

6. Arrostire per 10-15 minuti.

7. Mettere da parte per 10 minuti prima di tagliare per servire.

Nutrizione:

205 calorie

1g Carboidrati

29g di proteine

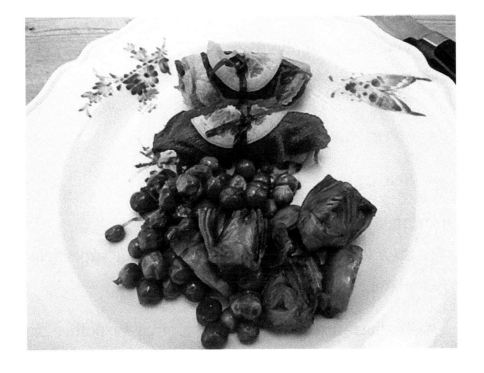

Tofu croccante al forno

Tempo di preparazione: 5 minuti

Tempo di cottura: 25 minuti

Porzioni: 4

Ingredienti:

- 1 blocco di tofu extrafine

- 1 cucchiaio di olio d'oliva

- 1 cucchiaio di amido di mais

- ½ cucchiaino di aglio in polvere

- Sale e pepe

Direzione:

1. Stendere i tovaglioli di carta su una superficie piana.

2. Tagliare il tofu a fette fino a circa ½ pollice di spessore e disporle.

3. Coprire il tofu con un altro tovagliolo di carta e metterci sopra un tagliere.

4. Lasciate scolare il tofu per 10-15 minuti.

5. Preriscaldare il forno a 205° e foderare una teglia con un foglio da cucina.

6. Tagliare il tofu a cubetti e metterlo in una grande ciotola.

7. Mescolare con l'olio d'oliva, la maizena, l'aglio in polvere, il sale e il pepe.

8. Distribuire sulla teglia e cuocere per 10 minuti.

9. Girate il tofu e cuocete per altri 10-15 minuti. Servire caldo.

Nutrizione:

140 Calorie

2.1g Carboidrati

0,1g di fibra

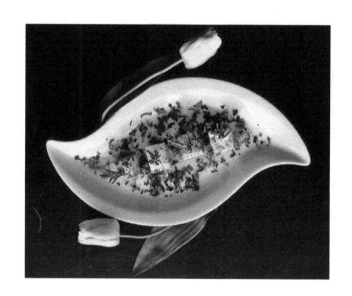

Tilapia con riso al cocco

Tempo di preparazione: 10 minuti

Tempo di cottura: 15 minuti

Porzioni: 4

Ingredienti:

- 4 filetti di tilapia disossati

- 1 cucchiaio di curcuma macinata

- 1 cucchiaio di olio d'oliva

- 2 pacchetti di riso integrale precotto (8,8 once)

- 240 ml di latte di cocco leggero

- 170 gr di coriandolo fresco tritato

- 1 ½ cucchiaio di succo di lime fresco

Direzione:

1. Condire il pesce con curcuma, sale e pepe.

2. Cuocere l'olio in una grande padella a fuoco medio e aggiungere il pesce.

3. Cuocere per 2 o 3 minuti per lato fino a doratura.

4. Togliere il pesce su un piatto e coprirlo per tenerlo in caldo.

5. Riscaldare la padella e aggiungere il riso, il latte di cocco e un pizzico di sale.

6. Far sobbollire a fuoco alto fino a quando si è addensato, circa 3 o 4 minuti.

7. Mescolare il coriandolo e il succo di lime.

8. Distribuire il riso nei piatti e servire con il pesce cotto.

Nutrizione:

460 calorie

27.1g Carboidrati

3.7g di fibra

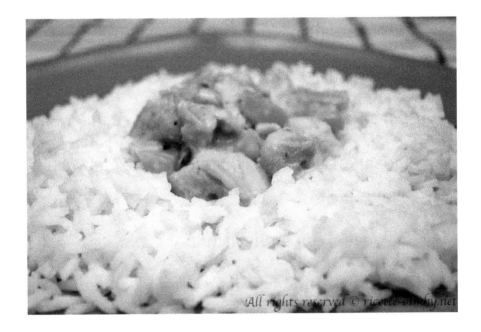

All rights reserved © ricette-dukan.net

Tacos piccanti al tacchino

Tempo di preparazione: 5 minuti

Tempo di cottura: 25 minuti

Porzioni: 8

Ingredienti:

- 1 cucchiaio di olio d'oliva

- 1 cipolla gialla media, tagliata a dadini

- 2 spicchi d'aglio tritati

- 440 gr di tacchino macinato al 93% di magro

- 340 gr di salsa di pomodoro, senza zucchero aggiunto

- 1 jalapeno, con semi e tritato

- 8 tortillas multicereali a basso contenuto di carboidrati

Direzione:

1. Scaldare l'olio in una grande padella a fuoco medio.

2. Aggiungere la cipolla e soffriggere per 4 minuti poi mescolare l'aglio e cuocere ancora 1 minuto.

3. Mescolate il tacchino macinato e cuocete per 5 minuti fino a doratura, rompendolo con un cucchiaio di legno.

4. Cospargere il condimento per taco e la cayenna, poi mescolare bene.

5. Cuocere per 30 secondi e mescolare con la salsa di pomodoro e il jalapeno.

6. Cuocere a fuoco lento per 10 minuti mentre si scaldano le tortillas nel microonde.

7. Servire la carne nelle tortillas con i tuoi condimenti preferiti per i taco.

Nutrizione:

195 calorie

15.4g Carboidrati

8g di fibra

Gamberi saltati in padella in modo facile e veloce

Tempo di preparazione: 15 minuti

Tempo di cottura: 15 minuti

Porzioni: 5

Ingredienti:

- 1 cucchiaio di olio d'oliva

- 440 gr di gamberi non cotti

- 1 cucchiaio di olio di sesamo

- 230 gr di piselli da neve

- 115 gr di broccoli, tritati

- 1 peperone rosso medio, affettato

- 3 spicchi d'aglio tritati

- 1 cucchiaio di zenzero fresco grattugiato

- 120 ml di salsa di soia

- 1 cucchiaio di amido di mais

- 2 cucchiai di succo di lime fresco

- ¼ di cucchiaino di estratto liquido di stevia

Direzione:

1. Cuocere l'olio d'oliva in una grande padella a fuoco medio.

2. Aggiungere i gamberi e condire poi soffriggere per 5 minuti.

3. Togliere i gamberi in una ciotola c tcncrli al caldo.

4. Riscaldare la padella con l'olio di sesamo e aggiungere le verdure.

5. Soffriggere fino a quando le verdure sono tenere, circa 6-8 minuti.

6. Cuocere l'aglio e lo zenzero per 1 minuto ancora.

7. Sbattere insieme i restanti ingredienti e versarli nella padella.

8. Mescolare per ricoprire le verdure, poi aggiungere i gamberi e riscaldare di nuovo. Servire caldo.

Nutrizione:

220 calorie

12.7g Carboidrati

2.6g di fibra

Burrito Bowl di pollo con quinoa

Tempo di preparazione: 15 minuti

Tempo di cottura: 10 minuti

Porzioni: 6

Ingredienti:

- 1 cucchiaio di chipotle in adobo

- 1 cucchiaio di olio d'oliva

- ½ cucchiaino di aglio in polvere

- ½ cucchiaino di cumino macinato

- 440 gr di petto di pollo senza pelle e disossato

- 680 gr di quinoa cotta

- 680 gr di lattuga romana tagliuzzata

- 340 gr di fagioli neri

- 340 gr di avocado a dadini

- 3 cucchiai di panna acida senza grassi

Direzione:

1. Mescolate insieme il chipotle chills, l'olio d'oliva, l'aglio in polvere e il cumino in una piccola ciotola.

2. Preriscaldare una padella per grigliare a medio-alto e ungere con spray da cucina.

3. Condire il pollo con sale e pepe e aggiungerlo alla padella della griglia.

4. Grigliate per 5 minuti poi girate e spennellate con la glassa al chipotle.

5. Cuocere per altri 3 o 5 minuti fino a cottura ultimata.

6. Togliere su un tagliere e tagliare il pollo.

7. Assemblare le ciotole con 1/6 della quinoa, pollo, lattuga, fagioli e avocado.

8. Coprire ciascuno con mezzo cucchiaio di panna acida senza grassi per servire.

Nutrizione:

410 calorie

37.4g Carboidrati

8,5 g di fibra

Torta di salmone al forno

Tempo di preparazione: 10 minuti

Tempo di cottura: 20 minuti

Porzioni: 4

Ingredienti:

- 500 gr di salmone fresco

- 1 uovo grande, sbattuto

- 2 cucchiaini di senape

- 1 piccola cipolla gialla, tritata

- 500 gr di pangrattato integrale

- 85 gr di maionese a basso contenuto di grassi

- 85 gr di yogurt greco non grasso, semplice

- 1 cucchiaio di prezzemolo fresco tritato

- 1 cucchiaio di succo di limone fresco

- 2 cipolle verdi, tagliate sottili

Direzione:

1. Impostare il forno a 220° e preparare la teglia con la pergamena.

2. Scaglie di salmone in una ciotola media, poi mescolare l'uovo e la senape.

3. Aggiungere le cipolle e il pangrattato a mano, amalgamando bene, poi formare 8 polpette.

4. Ungere una grande padella e scaldarla a fuoco medio.

5. Friggere le polpette per 2 minuti per lato.

6. Disporre le polpette sulla teglia e cuocere per 15 minuti.

7. Nel frattempo, sbattete insieme i restanti ingredienti.

8. Servire i tortini di salmone al forno con la salsa cremosa alle erbe.

Nutrizione:

240 calorie

9.3g Carboidrati

1,5 g di fibra

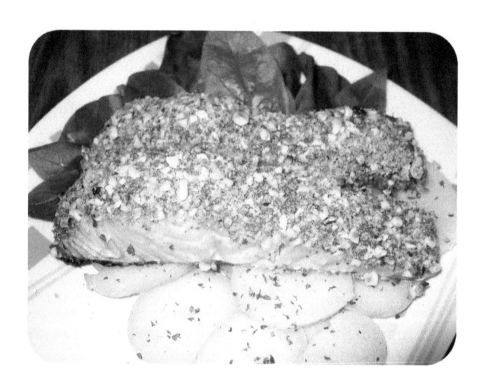

Peperoni ripieni di riso e polpette

Tempo di preparazione 15 minuti

Tempo di cottura: 20 minuti

Porzioni: 4

Ingredienti

- 4 peperoni

- 1 cucchiaio di olio d'oliva

- 1 cipolla piccola, tritata

- 2 spicchi d'aglio, tritati

- 340 gr di riso cotto congelato, scongelato

- 16-20 piccole polpette precotte congelate

- 170 gr di salsa di pomodoro

- 2 cucchiai di senape

Indicazioni

1. Per preparare i peperoni, tagliare circa ½ pollice delle cime. Togliere con cura le membrane e i semi dall'interno dei peperoni. Mettere da parte.

2. In una padella di 6 per 6 per 2 pollici, combinare l'olio d'oliva, la cipolla e l'aglio. Cuocere nella friggitrice ad aria per 2 a 4 minuti o fino a quando sono croccanti e teneri. Togliere il composto di verdure dalla padella e mettere da parte in una ciotola media.

3. Aggiungere il riso, le polpette, la salsa di pomodoro e la senape al composto di verdure e mescolare per combinare

4. Farcite i peperoni con il composto di carne e verdure.

5. Posizionare i peperoni nel cestello della friggitrice e cuocere per 9-13 minuti o fino a quando il ripieno è caldo e i peperoni sono teneri.

Nutrizione:

487 calorie

57g Carboidrati

6g di fibra

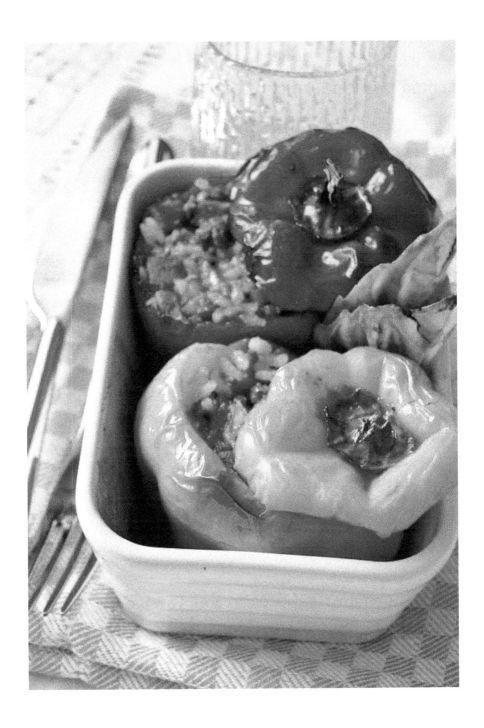

Bistecca e cavolo saltati in padella

Tempo di preparazione: 15 minuti

Tempo di cottura: 10 minuti

Porzioni: 4

Ingredienti

- Bistecca di controfiletto da mezzo chilo, tagliata a strisce

- 2 cucchiaini di amido di mais

- 1 cucchiaio di olio di arachidi

- 2 tazze di cavolo rosso o verde tritato

- 1 peperone giallo, tritato

- 2 cipolle verdi, tritate

- 2 spicchi d'aglio, affettati

- 170 gr di salsa per soffritto commerciale

Indicazioni

1. Mescolare la bistecca con l'amido di mais e mettere da parte

2. In una ciotola di metallo i, combinare l'olio di arachidi con il cavolo. Mettere nel cestello e cuocere per 3 o 4 minuti.

3. Togliere la ciotola dal cestello e aggiungere la bistecca, il pepe, le cipolle e l'aglio. Rimettere nella friggitrice e cuocere da 3 a 5 minuti.

4. Aggiungere la salsa per il soffritto e cuocere da 2 a 4 minuti. Servire sul riso.

Nutrizione:

180 Calorie

9g di carboidrati

2g di fibra

Pollo al limone con peperoni

Tempo di preparazione: 5 minuti

Tempo di cottura: 20 minuti

Porzioni: 6

Ingredienti

- 1 cucchiaino di amido di mais

- 1 cucchiaio di salsa di soia a basso contenuto di sodio

- 450 gr di petto di pollo, tagliato in terzi

- 60 ml di succo di limone fresco

- 60 ml di salsa di soia a basso contenuto di sodio

- 60 ml di brodo di pollo senza grassi

- 1 cucchiaino di zenzero fresco, tritato

- 2 spicchi d'aglio, tritati

- 1 cucchiaio di Splenda dolcificante

- 1 cucchiaino di amido di mais

- 1 cucchiaio di olio vegetale

- 85 gr di peperone rosso

- 85 gr di peperone verde

Direzione

1. Sciogliere 1 cucchiaino di amido di mais e 1 cucchiaio di salsa di soia. Aggiungere i bocconcini di pollo affettati. Raffreddare a marinare per 10 minuti.

2. Mescolare il succo di limone, la salsa di soia, brodo di pollo, zenzero, aglio, Splenda e 1 cucchiaino di amido di mais.

3. Scaldare l'olio in una padella media. Cuocere il pollo a fuoco medio-alto per 4 minuti.

4. Aggiungere la salsa e i peperoni affettati. Cuocere ancora 1 o 2 minuti.

Nutrizione:

150 calorie

1g di fibra

6g di carboidrati

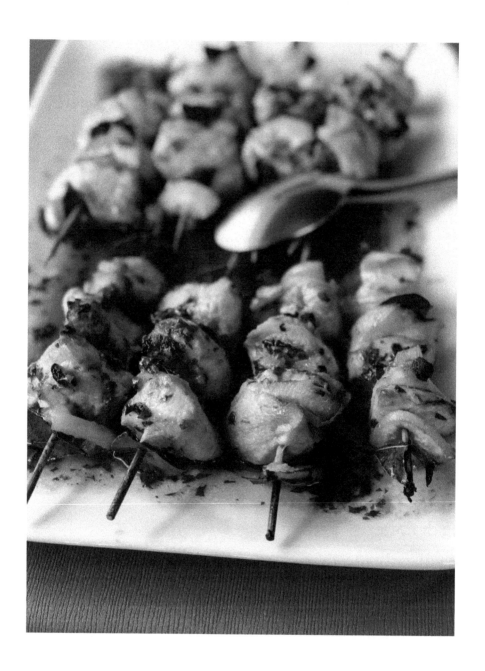

Pollo alle erbe

Tempo di cottura: 25 minuti

Tempo di Preparazione: 7 minuti

Porzioni: 4

Ingredienti

- 4 metà di petto di pollo senza pelle e senza ossa

- 1 cucchiaio di burro

- 1 cucchiaio di olio d'oliva o vegetale

- 2 spicchi d'aglio tritati finemente

- 120 ml di vino bianco secco

- 60 ml di acqua

- 2 cucchiai di senape di Digione

- 1/2 cucchiaino di aneto essiccato

- 1/4 di cucchiaino di pepe macinato grossolanamente

- 115 gr di prezzemolo fresco tritato

Direzione

1. Collocare i petti di pollo tra fogli di plastica o carta cerata, e pestare con un martello da cucina fino a quando non sono uniformemente spessi.

2. Scaldare il burro e l'olio a fuoco medio-alto; cuocere i pezzi di pollo per 3 minuti per lato. Trasferire il pollo su un piatto da portata; tenere in caldo e mettere da parte.

3. Soffriggere l'aglio per 15 secondi nel grasso della padella; mescolare il vino, l'acqua, la senape, l'aneto, il sale e il pepe. Far bollire e ridurre il volume di 1/2, mescolando i pezzi rosolati sul fondo della padella.

4. Versare la salsa sulle cotolette di pollo. Cospargere di prezzemolo e servire.

Nutrizione:

223 calorie

1g di fibra

6g di carboidrati

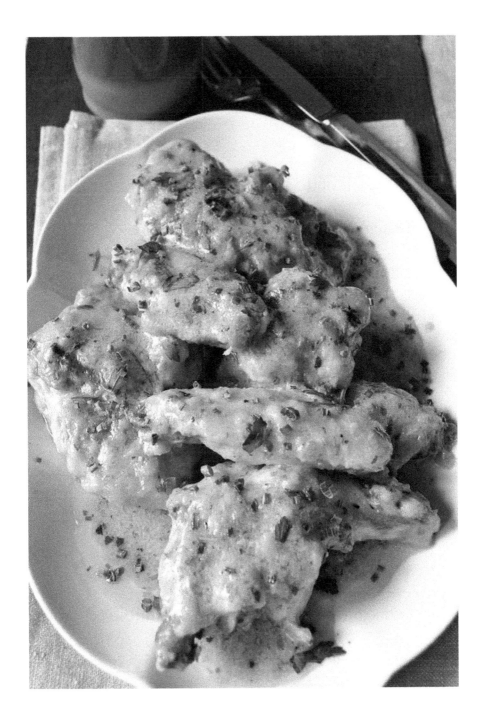

Pollo al sesamo saltato in padella

Tempo di preparazione: 10 minuti

Tempo di cottura: 30 minuti

Porzioni: 6

Ingredienti

- 450 gr di petto di pollo senza pelle e senza ossa

- 1 cucchiaio di olio vegetale

- 2 spicchi d'aglio tritati finemente

- 340 gr di cimette di broccoli

- 340 gr di cavolfiori

- 220 gr di funghi freschi, affettati

- 4 cipolle verdi, tagliate in pezzi da 1 pollice

- 2 cucchiai di salsa di soia a basso contenuto di sodio

- 3 cucchiai di sherry secco

- 1 cucchiaino di zenzero fresco tritato finemente

- 1 cucchiaino di amido di mais sciolto in 2 cucchiai di acqua

- 1/4 di cucchiaino di olio di sesamo

- 85 gr di arachidi tostate a secco

Indicazioni

1. Tagliare via il grasso dal pollo e affettare sottilmente in diagonale in strisce da 1 pollice.

2. In una grande padella antiaderente, scaldare l'olio e soffriggere il pollo per 4 minuti. Togliere; mettere da parte e tenere in caldo.

3. Soffriggere l'aglio per 15 secondi; poi broccoli e cavolfiore, soffriggere 2 minuti. Poi soffriggere funghi, cipolle verdi, salsa di soia, sherry e zenzero per 2 minuti.

4. Versare l'arrowroot sciolto, l'olio di sesamo, le arachidi e il pollo. Cuocere fino a quando non si è riscaldato e la salsa si è addensata.

Nutrizione:

256 calorie

9g di carboidrati

30g di proteine

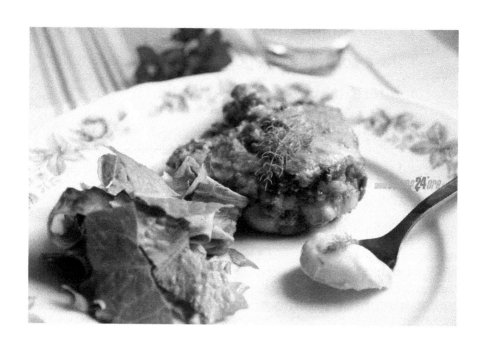

Pollo al rosmarino

Tempo di preparazione: 9 minuti

Tempo di cottura: 30 minuti

Porzioni: 4

Ingredienti

- 1 pollo alla griglia

- Sale e pepe nero macinato a piacere

- 4 spicchi d'aglio tritati finemente

- 1 cucchiaino di rosmarino secco

- 60 ml di vino bianco secco

- 60 ml di brodo di pollo

Indicazioni

1. Preriscaldare il broiler.

2. Condire il pollo con sale e pepe. Mettere nella padella della griglia. Cuocere 5 minuti per lato.

3. Mettere il pollo, l'aglio, il rosmarino, il vino e il brodo in un forno olandese. Cuocere, coperto, a fuoco medio per circa 30 minuti, girando una volta.

Nutrizione:

176 calorie

1g Carboidrati

1g di grasso

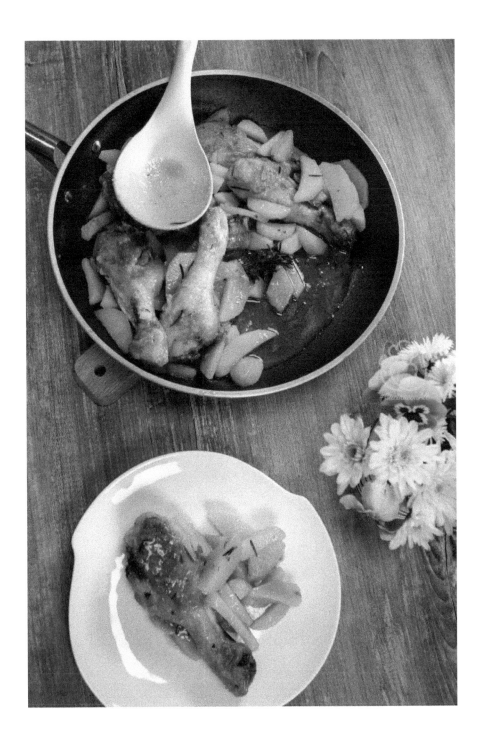

Pollo al pepe in padella

Tempo di preparazione: 10 minuti

Tempo di cottura: 35 minuti

Porzioni: 4

Ingredienti

- 1 cucchiaio di olio vegetale

- 450 gr di petti di pollo senza pelle e disossati

- 2 spicchi d'aglio tritati finemente

- 3 peperoni (rosso verde e giallo)

- 2 cipolle medie, affettate

- 1 cucchiaino di cumino macinato

- 1 1/2 cucchiaino di foglie di origano secco

- 2 cucchiaini di peperoni jalapeño freschi tritati

- 3 cucchiai di succo di limone fresco

- 2 cucchiai di prezzemolo fresco tritato

- 1 pizzico di sale

Indicazioni

1. In una grande padella antiaderente, scaldare l'olio a fuoco medio-alto; soffriggere il pollo per 4 minuti.

2. Cuocere l'aglio per 15 secondi, mescolando costantemente. Soffriggere le strisce di peperone, la cipolla affettata, il cumino, l'origano e i peperoncini per 2 o 3 minuti.

3. Unire il succo di limone, il prezzemolo, il sale e il pepe e servire.

Nutrizione:

174 Calorie

6g di carboidrati

21g di proteine

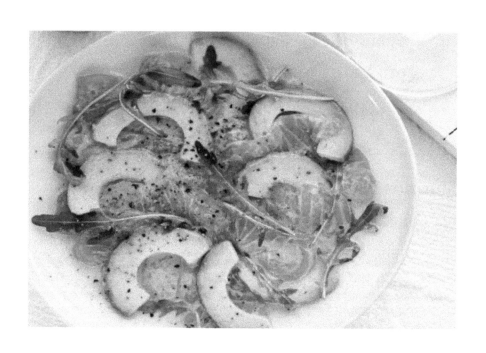

Salmone di Digione

Tempo di preparazione: 8 minuti

Tempo di cottura: 26 minuti

Porzione: 3

Ingredienti

- 1 cucchiaio di olio d'oliva

- 650 gr di filetti di salmone, tagliati in 6 pezzi

- 60 ml di succo di limone

- 2 cucchiai di Equal (sostituto dello zucchero)

- 2 cucchiai di senape di Digione

- 1 cucchiaio di burro o margarina

- 1 cucchiaio di capperi

- 1 spicchio d'aglio, tritato

- 2 cucchiai di aneto fresco tritato

Indicazioni

1. Scaldare l'olio d'oliva in una grande padella antiaderente a fuoco medio. Aggiungere il salmone e cuocere 5 minuti, girando una volta.

Ridurre il calore a medio-basso; coprire. Cuocere da 6 a 8 minuti o fino a quando il salmone si sfalda facilmente con una forchetta.

2. Togliere il salmone dalla padella al piatto di servizio; tenere in caldo.

3. Aggiungere il succo di limone, l'Equal, la senape, il burro, i capperi e l'aglio nella padella. Cuocere a fuoco medio 3 minuti, mescolando spesso.

4. Per servire, versare la salsa sul salmone. Cospargere di aneto.

Nutrizione:

252 Calorie

2g di carboidrati

23g di proteine

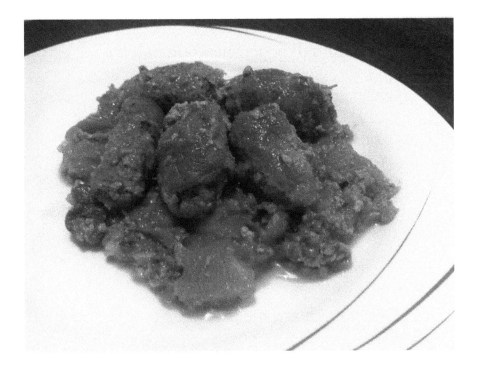

Maiale tirato

Tempo di preparazione: 10 minuti

Tempo di cottura: 35 minuti

Porzioni: 6

Ingredienti

- 1 filetto di maiale intero

- 1 cucchiaino di peperoncino in polvere

- 1/2 cucchiaino di aglio in polvere

- 1/2 tazza di cipolla

- 1 1/2 cucchiaino di aglio

- 2 pomodorini

- 1 cucchiaio di aceto di sidro di mele

- 1 cucchiaio di senape preparata

- Da 1 a 2 cucchiaini di peperoncino in polvere

- 1/4 di cucchiaino di estratto d'acero

- 115 gr di Equal (sostituto dello zucchero)

- 6 panini per hamburger multicereali

Direzione

1. Condire la carne di maiale con 1 cucchiaino di peperoncino in polvere e aglio in polvere; posizionare in una teglia. Cuocere in forno preriscaldato a 220°C da 30 a 40 minuti. Mettere da parte per 15 minuti. Tagliare a fette da 5 cm; sminuzzare le fette in pezzetti con una forchetta.

2. Rivestire una casseruola media con spray da cucina. Cuocere la cipolla e l'aglio per 5 minuti. Cuocere i pomodori, l'aceto, la senape, il peperoncino in polvere, l'estratto d'acero nella casseruola.

3. Cuocere a fuoco lento, scoperto, da 10 a 15 minuti. Cospargere di equo.

4. Condire. Mescolare la carne di maiale nella salsa. Cuocere da 2 a 3 minuti e servire

Nutrizione:

252 Calorie

29g di carboidrati

21g di proteine

Salmone alle erbe e limone

Tempo di preparazione: 10 minuti

Tempo di cottura: 27 minuti

Porzione: 2

Ingredienti

- 500 ml di acqua

- 230 gr di tazza di farro

- 1 melanzana media

- 1 peperone rosso

- 1 zucca estiva

- 1 cipolla piccola

- 170 gr di pomodori ciliegia

- 3 cucchiai di olio extravergine d'oliva

- 1 cucchiaino di sale, diviso

- ½ cucchiaino di pepe macinato

- 2 cucchiai di capperi

- 1 cucchiaio di aceto di vino rosso

- 2 cucchiaini di miele

- 500 gr di salmone tagliato in 4 porzioni

- 1 cucchiaino di scorza di limone

- ½ cucchiaino di condimento italiano

- Spicchi di limone per servire

Indicazioni

1. Posizionare le rastrelliere nei terzi superiori e inferiori del forno; impostare a 220°. Preparare 2 teglie da forno con bordo con un foglio di alluminio e ricoprirle con spray da cucina.

2. Far bollire l'acqua e il farro. Regolare il fuoco al minimo, coprire e cuocere a fuoco lento per 30 minuti. Scolare se necessario.

3. Mescolare melanzane, peperoni, zucche, cipolle e pomodori con olio, ½ cucchiaino di sale e ¼ di cucchiaino di pepe. Porzionare tra le teglie da forno. Arrostire sui rack superiore e inferiore, mescolare una volta a metà strada, per 25 minuti. Rimettere nella ciotola. Mescolare i capperi, l'aceto e il miele.

4. Strofinare il salmone con la scorza di limone, il condimento italiano e il restante ¼ di cucchiaino di sale e pepe e disporlo su una delle teglie.

5. Arrostire sulla griglia inferiore per 12 minuti, a seconda dello spessore. Servire con farro, caponata di verdure e spicchi di limone.

Nutrizione:

450 Calorie

17g di grasso

41g di carboidrati

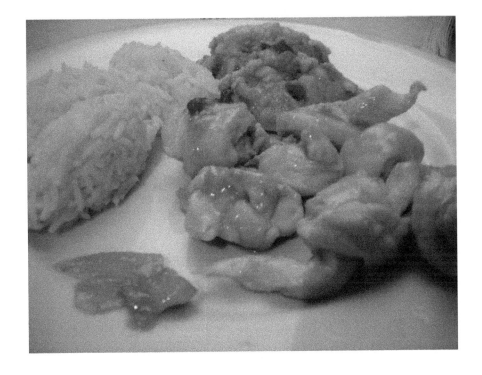

Pollo allo zenzero

Tempo di preparazione: 10 minuti

Tempo di cottura: 25 minuti

Porzioni: 5

Ingredienti

- 2 cucchiai di olio vegetale - uso diviso

- 440 gr di petti di pollo disossati e senza pelle

- 340 gr di strisce di peperone rosso

- 340 gr di funghi freschi affettati

- 16 baccelli di piselli freschi, tagliati a metà in senso trasversale

- 170 gr di castagne d'acqua affettate

- 85 gr di cipolle verdi affettate

- 1 cucchiaio di radice di zenzero fresco grattugiato

- 1 grande spicchio d'aglio, schiacciato

- 2230 gr di brodo di pollo a basso contenuto di grassi e di sodio

- 2 cucchiai di Equal (sostituto dello zucchero)

- 2 cucchiai di salsa di soia leggera

- 4 cucchiaini di amido di mais

- 2 cucchiaini di olio di sesamo scuro

Indicazioni

1. Scaldare 1 cucchiaio di olio vegetale in una grande padella a fuoco medio-alto. Soffriggere il pollo fino a quando non è più rosa. Togliere il pollo dalla padella.

2. Scaldare il restante 1 cucchiaio di olio vegetale in una padella. Aggiungere peperoni rossi, funghi, baccelli di piselli, castagne d'acqua, cipolla verde, zenzero e aglio. Soffriggere la miscela da 3 a 4 minuti fino a quando le verdure sono croccanti e tenere.

3. Nel frattempo, combinare il brodo di pollo, Equal, salsa di soia, amido di mais e olio di sesamo fino ad ottenere un composto omogeneo. Mescolare nella miscela della padella. Cuocere a fuoco medio fino a quando è denso c chiaro.

Mescolare nel pollo; riscaldare attraverso. Condire con sale e pepe a piacere, se desiderato.

4. Servire su riso cotto caldo, se lo si desidera.

Nutrizione:

263 Calorie

11g di grasso

11g di carboidrati

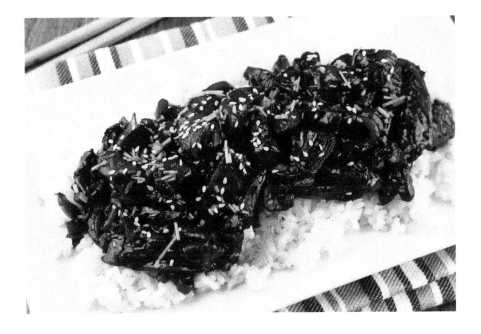

Pollo Teriyaki

Tempo di preparazione: 7 minuti

Tempo di cottura: 26 minuti

Porzioni: 6

Ingredienti

- 1 cucchiaio di amido di mais

- 1 cucchiaio di acqua fredda

- 170 gr di Splenda

- 170 gr di salsa di soia

- 85 gr di aceto di sidro

- 1 spicchio d'aglio, tritato

- 1/2 cucchiaino di zenzero macinato

- 1/4 di cucchiaino di pepe nero macinato

- 12 metà di petto di pollo senza pelle e senza ossa

Indicazioni

1. In una piccola casseruola a fuoco basso, mescolare amido di mais, acqua fredda, Splenda, salsa di soia, aceto, aglio, zenzero e pepe nero macinato. Lasciare sobbollire, mescolando

spesso, fino a quando la salsa si addensa e fa le bolle.

2. Preriscaldare il forno a 220°C.

3. Posizionare i pezzi di pollo in una teglia da 23x33 cm leggermente unta. Spennellare il pollo con la salsa. Girare i pezzi e spennellare di nuovo.

4. Cuocere nel forno preparato per 30 minuti. Girare i pezzi e cuocere per altri 30 minuti. Spennellare con la salsa ogni 10 minuti durante la cottura.

Nutrizione:

140 Calorie

3g di carboidrati

25g di protein

Salmone arrostito all'aglio

Tempo di preparazione: 8 minuti

Tempo di cottura: 45 minuti

Porzioni: 6

Ingredienti

- 14 grandi spicchi d'aglio

- 85 gr di olio d'oliva

- 2 cucchiai di origano fresco

- 1 cucchiaino di sale

- 1 cucchiaino di pepe

- 2 kg di cavoletti di Bruxelles

- 180 ml di vino bianco, preferibilmente Chardonnay

- 880 gr di filetto di salmone selvatico

Direzione

1. Preparare il forno a 220°.

2. Tritate finemente 2 spicchi d'aglio e combinate in una piccola ciotola con olio, 1 cucchiaio di origano, ½ cucchiaino di sale e ¼ di cucchiaino

---

70

di pepe. Affettare l'aglio rimanente e mescolare con i cavoletti di Bruxelles e 3 cucchiai di olio condito in una grande teglia. Arrostire, mescolando una volta, per 15 minuti.

3. Versare il vino nella miscela di olio rimanente. Togliere dal forno, mescolare le verdure e collocarvi sopra il salmone. Irrorare con la miscela di vino. Cospargere con il rimanente 1 cucchiaio di origano e ½ cucchiaino di sale e pepe.

4. Cuocere per altri 10 minuti. Servire con spicchi di limone.

Nutrizione:

334 Calorie

10g di carboidrati

33g di proteine

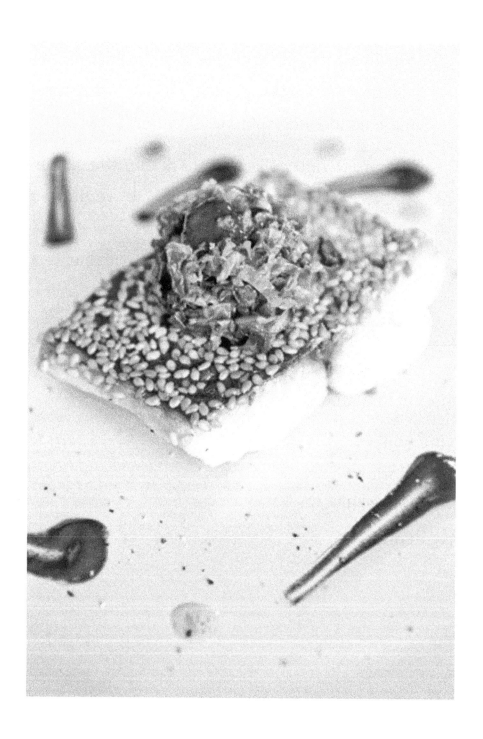

Halibut al sesamo e limone

Tempo di preparazione: 9 minuti

Tempo di cottura: 29 minuti

Porzioni: 4

Ingredienti

- 2 cucchiai di succo di limone

- 2 cucchiai di olio extravergine d'oliva

- 1 spicchio d'aglio, tritato

- Pepe appena macinato, a piacere

- 2 cucchiai di semi di sesamo

- 600 gr di halibut, o mahi-mahi, tagliato in 4 porzioni

- 2 cucchiaini di foglie di timo secco

- 1 pizzico di sale marino grosso o sale kosher

- Spicchi di limone

Indicazioni

1. Preriscaldare il forno a 220°. Foderare una teglia da forno con un foglio di alluminio.

2. Spremere il succo di limone, l'olio, l'aglio e il pepe in un piatto di vetro poco profondo. Aggiungere il pesce e girare per ricoprirlo. Avvolgere e marinare per 15 minuti.

3. Friggere i semi di sesamo in una piccola padella asciutta a fuoco medio-basso, mescolando costantemente, per 3 minuti. Mettere da parte per raffreddare. Mescolare in timo.

4. Salare il pesce e ricoprirlo uniformemente con la miscela di semi di sesamo, coprendo sia i lati che la parte superiore. Trasferire il pesce sulla teglia preparata e arrostire fino a quando è appena opaco al centro, da 10 a 14 minuti. Servire con spicchi di limone.

Nutrizione:
225 Calorie
11g di grasso
2g di carboidrati

Salsiccia di tacchino in casseruola

Tempo di preparazione: 12 minuti

Tempo di cottura: 32 minuti

Porzioni: 4

Ingredienti

- 150 gr di salsiccia di tacchino da colazione, senza budello

- 1 cucchiaino di olio di canola

- 1 cipolla, tritata

- 1 peperone rosso, tritato

- 4 uova grandi

- 4 albumi grandi

- 500 ml di latte magro

- 1 cucchiaino di senape secca

- ½ cucchiaino di sale

- 1 pizzico di pepe appena macinato

- 230 gr di formaggio a basso contenuto di grassi, diviso

- 10 fette di pane bianco, senza crosta

Indicazioni

1. Ungere una teglia da 23 per 33 cm

2. Friggere la salsiccia in una padella a fuoco medio, sbriciolando con una forchetta, fino a doratura. Trasferire in una ciotola.

3. Cuocere olio, cipolla e peperone nella padella; mescolando di tanto in tanto, per 5 minuti. Friggere la salsiccia per altri 5 minuti. Togliere dal fuoco e mettere da parte.

4. Sbattere le uova e gli albumi in una grande ciotola fino ad amalgamarli. Sbattere nel latte, senape, sale e pepe. Mescolare in 115 grammi di formaggio.

5. Disporre il pane in un unico strato nella teglia preparata. Versare il composto di uova sul pane e coprire con le verdure riservate e la salsiccia. Cospargere con il rimanente 115 grammi di formaggio. Sigillare con una pellicola di plastica e raffreddare per almeno 5 ore o durante la notte.

6. Preriscaldare il forno a 175°. Cuocere la casseruola, scoperta, fino a quando non si è consolidata e gonfiata, da 40 a 50 minuti. Servire caldo.

Nutrizione:

141 calorie

10g di carboidrati

10g di protein

Curry di spinaci

Tempo di preparazione: 10 minuti

Tempo di cottura: 22 minuti

Porzioni: 4

Ingredienti

- 240 gr di pasta di capelli d'angelo integrale cotta

- 170 gr di spinaci baby

- 115 gr di peperone rosso tritato

- 85 gr di carota grattugiata

- 85 gr di coriandolo fresco tritato

- 480 ml di brodo di pollo a basso contenuto di sodio

- 1 cucchiaio di pasta di curry verde

Indicazioni

1. Unire la pasta, gli spinaci, il peperone, la carota e il coriandolo in una ciotola resistente al calore.

2. Portare il brodo di pollo a ebollizione. Mescolare la pasta di curry. Versare il brodo sul composto di pasta. Servire caldo.

Nutrizione:

273 calorie

6g di fibra

45g di carboidrati

Zucchini alle erbe

Tempo di preparazione: 12 minuti

Tempo di cottura: 34 minuti

Porzioni: 5

Ingredienti

- 720 ml di brodo di pollo a basso contenuto di sodio

- 660 gr di zucchine,

- 1 cucchiaio di dragoncello fresco tritato

- 180 di formaggio a basso contenuto di grassi tagliuzzato

- Sale e pepe q.b.

Indicazioni

1. Far bollire il brodo, le zucchine e il dragoncello in una casseruola media a fuoco alto. Ridurre il calore a fuoco lento e cuocere, scoperto, per 10 minuti. Ridurre in purea in un frullatore fino ad ottenere un composto omogeneo.

2. Rimettere la zuppa nella pentola e riscaldare a fuoco medio-alto, mescolando lentamente il formaggio fino a quando è incorporato.

3. Togliere dal fuoco e condire. Servire caldo o freddo.

Nutrizione:

110 calorie

2g di fibra

7g di carboidrati

Carote saltate al caffè

Tempo di preparazione: 10 minuti

Tempo di cottura: 3 minuti

Porzioni: 4

Ingredienti:

- 1 tazza di caffè moka

- 1 cucchiaino di zucchero di canna chiaro

- ½ cucchiaino di sale kosher

- Pepe nero appena macinato

- 440 gr di carote baby

- Prezzemolo fresco tritato

- 1 cucchiaino di scorza di limone grattugiata

Indicazioni:

1. Versare il caffè nella pentola a pressione elettrica. Aggiungere lo zucchero di canna, il sale e il pepe. Aggiungere le carote.

2. Chiudere la pentola a pressione. Impostare la sigillatura.

3. Cuocere ad alta pressione per minuti.

4.   Una volta completato, clicca su Annulla e rilascia rapidamente la pressione.

5.   Una volta che lo spillo cade, aprire e rimuovere il coperchio.

6.   Usando un cucchiaio forato, porzionate le carote in una ciotola di servizio. Condite con il prezzemolo e la scorza di limone e servite.

Nutrizione:

51 calorie

12g di carboidrati

4g di fibra

Patate al rosmarino

Tempo di preparazione: 5 minuti

Tempo di cottura: 25 minuti

Porzioni: 2

Ingredienti:

- 440 gr di patate rosse

- 240 ml di brodo vegetale

- 2 cucchiai di olio d'oliva

- 2 cucchiai di rametti di rosmarino

Indicazioni:

1. Posizionare le patate nel cestello per la cottura a vapore e aggiungere il brodo nella pentola istantanea.

2. Cuocere a vapore le patate nella pentola istantanea per 15 minuti.

3. Depressurizzare e versare il brodo rimanente.

4. Mettete a soffriggere e aggiungete l'olio, il rosmarino e le patate.

5. Cuocere fino a quando non è marrone.

Nutrizione: Per porzione:

195 calorie

31g Carboidrati

1g di grasso

Mais sulla pannocchia

Tempo di preparazione: 10 minuti

Tempo di cottura: 5 minuti

Porzioni: 12

Ingredienti:

- 6 spighe di mais

Indicazioni:

1. Togliere le bucce e la seta dal mais. Tagliare o rompere ogni spiga a metà.

2. Versare 1 tazza d'acqua sul fondo della pentola a pressione elettrica. Inserire una griglia o un sottopentola.

3. Mettere il mais in posizione verticale sulla rastrelliera, con il lato tagliato verso il basso. Sigillare il coperchio della pentola a pressione.

4. Cuocere ad alta pressione per 5 minuti.

5. Quando è completo, selezionare Annulla e rilasciare rapidamente la pressione.

6. Quando il perno cade, sbloccare e togliere il coperchio.

7. Estrarre il mais dalla pentola. Condire a piacere e servire immediatamente.

Nutrizione

62 calorie

14g di carboidrati

1g di fibra

Salmone al chili e lime

Tempo di preparazione: 6 minuti

Tempo di cottura: 10 minuti

Porzioni: 2

Ingredienti:

Per la salsa:

- 1 peperone jalapeno

- 1 cucchiaio di prezzemolo tritato

- 1 cucchiaino di aglio tritato

- 1/2 cucchiaino di cumino

- 1/2 cucchiaino di paprika

- 1/2 cucchiaino di scorza di lime

- 1 cucchiaio di miele

- 1 cucchiaio di succo di lime

- 1 cucchiaio di olio d'oliva

- 1 cucchiaio di acqua

Per i pesci:

- 2 filetti di salmone, ciascuno di circa 150 gr

- 240 ml di acqua

- 1/2 cucchiaino di sale

- di pepe nero macinato

Indicazioni:

1.   Preparare il salmone e per questo, condire il salmone con sale e pepe nero fino a quando è uniformemente rivestito.

2.   Plugin pentola istantanea, inserire la pentola interna, versare l'acqua, quindi posizionare il cestello per la cottura a vapore e posizionare il salmone stagionato su di esso.

3.Sigillare la pentola istantanea con il suo coperchio, premere il pulsante "vapore", poi premere il "timer" per impostare il tempo di cottura a 5 minuti e cuocere ad alta pressione, per 5 minuti.

4.   Trasferire tutti gli ingredienti per la salsa in una ciotola, sbattere fino a quando non si combinano e mettere da parte fino a quando necessario.

5.   Quando il timer suona, premere il pulsante 'cancel' e rilasciare rapidamente la pressione finché la manopola della pressione non scende.

6.   Aprire la pentola istantanea, poi trasferire il salmone su un piatto da portata e irrorare generosamente con la salsa preparata.

7.   Servire subito.

Nutrizione:

305 Calorie

29g Carboidrati

6g di fibra

Verdi di cavolo

Tempo di preparazione: 5 minuti

Tempo di cottura: 6 ore

Porzioni: 12

Ingredienti:

- 880 gr di cavolo verde tritato

- 240 gr di cipolla bianca tritata

- 1 cucchiaino di cipolla in polvere

- 1 cucchiaino di aglio in polvere

- 1 cucchiaino di sale

- 2 cucchiaini di zucchero di canna

- ½ cucchiaino di pepe nero macinato

- ½ cucchiaino di peperoncino rosso in polvere

- ¼ di cucchiaino di fiocchi di pepe rosso schiacciati

- 3 cucchiai di aceto di sidro di mele

- 2 cucchiai di olio d'oliva

- 400 gr di brodo vegetale

- 120 ml di acqua

Indicazioni:

1.   Plugin pentola istantanea, inserire la pentola interna, aggiungere cipolla e collard e poi versare brodo vegetale e acqua.

2.   Chiudere la pentola istantanea con il suo coperchio, sigillare, premere il pulsante 'slow cook', poi premere il 'timer' per impostare il tempo di cottura a 6 ore a calore elevato.

3.   Quando il timer suona, premere il pulsante 'cancel' e fare un rilascio naturale della pressione fino a quando la manopola della pressione scende.

4.   Aprire la pentola istantanea, aggiungere gli ingredienti rimanenti e mescolare fino a quando non si mescola.

5.   Poi premere il pulsante 'sauté/simmer' e cuocere per 3 minuti o più fino a quando i cavoli raggiungono la consistenza desiderata.

6.   Servire subito.

Nutrizione:

49 Calorie

2.3g Carboidrati

0,5 g di fibra

Purè di zucca

Tempo di preparazione: 9 minuti

Tempo di cottura: 15 minuti

Porzioni: 2

Ingredienti:

- 650 gr di zucca tritata

- 120 ml di acqua

- 2 cucchiai di dolcificante in polvere senza zucchero a scelta

- 1 cucchiaio di cannella

Indicazioni:

1.   Metti la zucca e l'acqua nella tua pentola istantanea.

2.   Sigillare e cuocere 15 minuti.

3.   Togliere e schiacciare con il dolcificante e la cannella.

Nutrizione:

12 calorie

3g di carboidrati

1g di zucchero

Ghiandaia condita con parmigiano

Tempo di preparazione: 8 minuti

Tempo di cottura: 20 minuti

Porzioni: 4

Ingredienti:

- 1 zucca)

- 1 cucchiaio di olio extravergine d'oliva

- 1 cucchiaino di foglie di salvia essiccate, sbriciolate

- ¼ di cucchiaino di noce moscata fresca grattugiata

- 1 pizzico di sale kosher

- 1 pizzico di pepe nero appena macinato

- 2 cucchiai di parmigiano grattugiato fresco

Indicazioni:

1.   Tagliare la zucca a metà nel senso della lunghezza e rimuovere i semi. Tagliare ogni metà a metà per un totale di 4 spicchi. Togliere il gambo se è facile da fare.

2.   In una piccola ciotola, combinare l'olio d'oliva, la salvia, la noce moscata, il sale e il pepe. Spennellare i lati tagliati della zucca con la miscela di olio d'oliva.

3.   Riempire 1 tazza d'acqua nella pentola a pressione elettrica e inserire una griglia o un sottopentola.

4.   Mettere la zucca sul sottopentola in un solo strato, con la pelle verso il basso.

5.   Impostare il coperchio della pentola a pressione sulla sigillatura.

6.   Cuocere ad alta pressione per 20 minuti.

7.   Una volta fatto, premere Annulla e rilasciare rapidamente la pressione.

8.   Una volta che lo spillo cade, aprilo.

9.   Togliere delicatamente la zucca dalla pentola, cospargere con il parmigiano e servire.

Nutrizione:

85 calorie

12g di carboidrati

2g di fibra

Quinoa Tabbouleh

Tempo di preparazione: 8 minuti

Tempo di cottura: 16 minuti

Porzioni: 6

Ingredienti:

- 340 gr di quinoa, sciacquata

- 1 cetriolo inglese grande

- 2 scalogni, affettati

- 600 gr di pomodori ciliegia, dimezzati

- 230 gr di prezzemolo tritato

- 170 gr di menta tritata

- ½ cucchiaino di aglio tritato

- 1/2 cucchiaino di sale

- ½ cucchiaino di pepe nero macinato

- 2 cucchiai di succo di limone

- 120 ml di olio d'oliva

Indicazioni:

1.   Aprire pentola a pressione, inserire la pentola interna, aggiungere la quinoa, poi versare l'acqua e mescolare fino a quando mescolato.

2.   Chiudere la pentola con il suo coperchio e girare la manopola della pressione per sigillare la pentola.

3.   Selezionare il pulsante "manuale", poi impostare il "timer" a 1 minuto e cuocere ad alta pressione, potrebbero volerci 7 minuti.

4.   Una volta che il timer si ferma, selezionare il pulsante 'annulla' e fare il rilascio naturale della pressione per 10 minuti e poi fare il rilascio rapido della pressione fino a quando la manopola della pressione scende.

5.   Aprire la pentola istantanea, sprimacciare la quinoa con una forchetta, poi metterla su una teglia da forno bordata, spargere la quinoa in modo uniforme e lasciarla raffreddare.

6. Nel frattempo, mettere il succo di lime in una piccola ciotola, aggiungere l'aglio e mescolare fino a quando non è appena mescolato.

7. Poi aggiungete il sale, il pepe nero e l'olio d'oliva e sbattete fino a combinare.

8. Trasferire la quinoa raffreddata in una grande ciotola, aggiungere gli ingredienti rimanenti, poi irrorare generosamente con la miscela di succo di lime preparata e mescolare fino a quando non è uniformemente rivestita.

9. Assaggiare la quinoa per regolare il condimento e poi servire.

Nutrizione:

283 calorie

30.6g Carboidrati

3.4g di fibra

Insalata di riso selvatico con mirtilli e mandorle

Tempo di preparazione: 6 minuti

Tempo di cottura: 25 minuti

Porzioni: 18

Ingredienti:

Per il riso

- 680 gr di riso selvatico, sciacquato

- 1 cucchiaino di sale kosher

- 500 ml di brodo vegetale

Per il condimento

- olio extravergine d'oliva

- di aceto di vino bianco

- 1½ cucchiaino di scorza d'arancia grattugiata

- Succo di 1 arancia media (circa ¼ di tazza)

- 1 cucchiaino di miele o sciroppo d'acero puro

Per l'insalata

- 245 gr di mirtilli secchi non zuccherati

- 170 gr di mandorle affettate, tostate

- Pepe nero appena macinato

Indicazioni:

1.   Per fare il riso

2.   Nella pentola a pressione elettrica, unire il riso, il sale e il brodo.

3.   Chiudere e bloccare il coperchio. Impostare la valvola di tenuta.

4.   Cuocere ad alta pressione per 25 minuti.

5.   Quando la cottura è completa, premi Cancel e lascia che la pressione si scarichi naturalmente per 1 minuto, poi rilascia rapidamente la pressione rimanente.

6.   Una volta che il perno cade, sbloccare e rimuovere il coperchio.

7.   Lasciare raffreddare brevemente il riso, poi spappolarlo con una forchetta.

8.   Mentre il riso cuoce, preparate il condimento: In un piccolo barattolo con un coperchio a vite, combinare l'olio d'oliva, l'aceto, la scorza, il succo e il miele. (Se non avete un barattolo, sbattete gli ingredienti in una piccola ciotola).

9. Per fare l'insalata

10. Mescolare il riso, i mirtilli e le mandorle.

11. Aggiungere il condimento e condire con il pepe.

12. Servire caldo o conservare in frigo.

Nutrizione

126 calorie

18g di carboidrati

2g di fibra

Arrosti a basso contenuto di grassi

Tempo di preparazione: 8 minuti

Tempo di cottura: 25 minuti

Porzioni: 2

Ingredienti:

- 440 gr di patate da arrosto

- 1 spicchio d'aglio

- 240 ml di brodo vegetale

- 2 cucchiai di olio d'oliva

Indicazioni:

1. Posizionare le patate nel cestello per la cottura a vapore e aggiungere il brodo nella pentola istantanea.

2. Cuocere a vapore le patate nella pentola istantanea per 15 minuti.

3. Depressurizzare e versare il brodo rimanente.

4. Mettete a soffriggere e aggiungete l'olio, l'aglio e le patate. Cuocere fino a doratura.

Nutrizione:

201 calorie

3g di carboidrati

6g di grasso

Pastinache arrostite

Tempo di preparazione: 9 minuti

Tempo di cottura: 25 minuti

Porzioni: 2

Ingredienti:

- 440 gr di pastinaca

- 1 tazza di brodo vegetale

- 2 cucchiai di erbe

- 2 cucchiai di olio d'oliva

Indicazioni:

1. Mettere le pastinache nel cestello per la cottura a vapore e aggiungere il brodo nell'Instant Pot.

2. Cuocere a vapore le pastinache nella pentola istantanea per 15 minuti.

3. Depressurizzare e versare il brodo rimanente.

4. Mettete a soffriggere e aggiungete l'olio, le erbe e le pastinache.

5.   Cuocere fino a quando non sono dorati e croccanti.

Nutrizione:

130 Calorie

14g di carboidrati

4g di proteine

Hummus a basso contenuto di carboidrati

Tempo di preparazione: 9 minuti

Tempo di cottura: 60 minuti

Porzioni: 2

Ingredienti:

- 170 gr di ceci secchi

- 240 ml di brodo vegetale

- 340 gr di purea di zucca

- 2 cucchiai di paprika affumicata

- sale e pepe a piacere

Indicazioni:

1. Mettere a bagno i ceci per una notte.

2. Mettere i ceci e il brodo nella pentola istantanea.

3. Cuocere sui fagioli 60 minuti.

4. Depressurizzare naturalmente.

5. Frullare i ceci con i restanti ingredienti.

Nutrizione:

135 Calorie

18g di carboidrati

3g di grasso

Cavolo rosso in agrodolce

Tempo di preparazione: 7 minuti

Tempo di cottura: 10 minuti

Porzioni: 8

Ingredienti:

- 680 gr di salsa di mele alla pera speziata

- 1 cipolla piccola, tritata

- 120 ml di aceto di sidro di mele

- ½ cucchiaino di sale kosher

- 1 testa di cavolo rosso

Indicazioni:

1. Nella pentola a pressione elettrica, unire la salsa di mele, la cipolla, l'aceto, il sale e la tazza d'acqua. Mescolare il cavolo.

2. Sigillare il coperchio della pentola a pressione.

3. Cuocere ad alta pressione per 10 minuti.

4. Quando la cottura è completa, premi Annulla e rilascia rapidamente la pressione.

5. Una volta che il perno cade, sbloccare e rimuovere il coperchio.

6. Spoon in una ciotola o piatto da portata e servire.

Nutrizione:

91 calorie

18g di carboidrati

4g di fibra

Fagioli Pinto

Tempo di preparazione: 6 minuti

Tempo di cottura: 55 minuti

Porzioni: 10

Ingredienti:

- 650 gr di fagioli pinto, secchi

- 1 cipolla bianca media

- 1 ½ cucchiaino di aglio tritato

- sale e pepe

- 1 cucchiaino di peperoncino rosso in polvere

- 1 cucchiaino di cumino

- 1 cucchiaio di olio d'oliva

- 1 cucchiaino di coriandolo tritato

- 1,5 L di brodo vegetale

Indicazioni:

1.   Aprire la pentola a pressione, inserire la pentola interna, premere il pulsante sauté/simmer, aggiungere l'olio e quando caldo, aggiungere la cipolla e l'aglio e cuocere per 3 minuti o fino a quando le cipolle cominciano ad ammorbidirsi.

2.   Aggiungere gli ingredienti rimanenti, mescolare bene, poi premere il pulsante di cancellazione, chiudere la pentola istantanea con il suo coperchio e sigillare la pentola.

3.   Fare clic sul pulsante "manuale", quindi premere il "timer" per impostare il tempo di cottura a 45 minuti e cuocere ad alta pressione.

4.   Una volta fatto, fare clic sul pulsante 'annulla' e fare il rilascio naturale della pressione per 10 minuti fino a quando la manopola della pressione scende.

5.   Aprire la pentola istantanea, versare i fagioli nei piatti e servire.

Nutrizione:

107 Calorie

11.7g Carboidrati

Lightning Source UK Ltd.
Milton Keynes UK
UKHW020756030621
384857UK00005B/136